YOUR KNOWLEDGE HAS VALUE

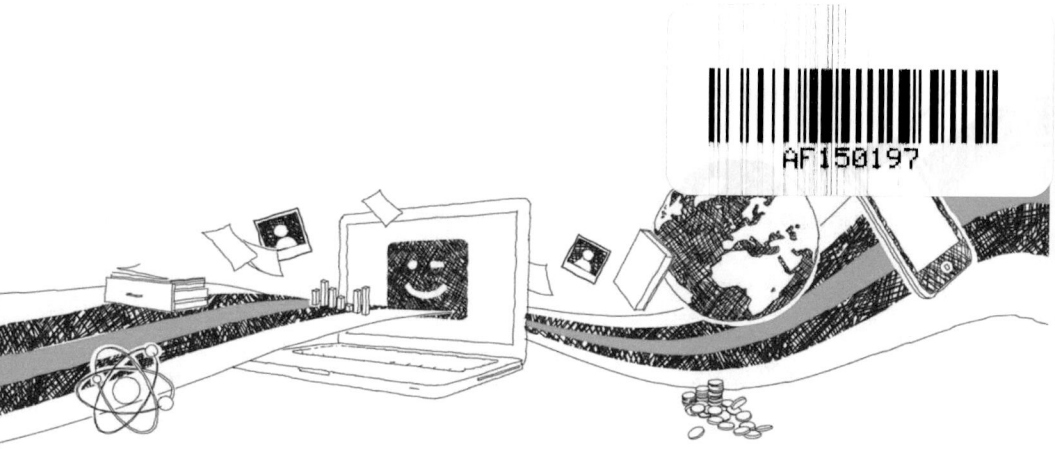
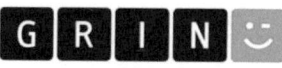

Leidimar Pereira Murr

Atestado médico

Ato médico normativo

GRIN Publishing

Bibliographic information published by the German National Library:

The German National Library lists this publication in the National Bibliography; detailed bibliographic data are available on the Internet at http://dnb.dnb.de .

Imprint:

Copyright © 2010 GRIN Verlag, Open Publishing GmbH
Print and binding: Books on Demand GmbH, Norderstedt Germany
ISBN: 978-3-640-71709-5

This book at GRIN:

http://www.grin.com/en/e-book/159299/atestado-medico

Atestado médico: ato médico normativo

Leidimar Pereira Murr

Leidimar Pereira Murr - Médica generalista pela Universidade Federal do Rio Grande do Norte – UFRN; doutora e especialista em Bioética pela Universidade de Tübingen, Alemanha. Docente, profissional liberal. Natal, Rio Grande do Norte, Brasil.

Resumo. A crescente demanda por atestados médicos e as queixas associadas ao documento é um fato na sociedade brasileira. Em face desta constatação, o presente artigo se ocupa do atestado médico enquanto documento inerente à prática médica e cujas implicações interessa não apenas ao indivíduo que o solicita ou ao seu emissor, mas a vários setores da sociedade e, sobretudo ao Estado. Em sendo a emissão de atestado médico um ato exclusivamente médico e obrigatoriamente atrelado a ato médico que o precedeu, sua emissão foi aqui considerada como ato pertencente à categoria dos atos médicos normativos ou de segundo grau. Assim, a partir do arcabouço normativo que o sustenta, foram então identificados seus elementos e elaborado um modelo simples, mas que pode servir de orientação genérica visando maior segurança do profissional ao emiti-lo. Ressalte-se, no entanto, que a despeito do modelo sugerido, dado o amplo espectro de endereçados e fins em que são empenhados os documentos que constituem os vários tipos de atestado médico, o formato final do documento só pode ser estipulado a partir da interação do médico com seu paciente, e levando em consideração os contornos dados pelo Estado para casos especiais ou fins específicos.

Palavras-chave: Atestado médico. Ato médico normativo. Documento. Código de Ética Médica. Normatização do exercício profissional médico.

Abstract. Doctor's certificate: a doctor's normative act. In Brazil's recently democratically ruled society, there is a growing demand for doctor's certificates, as well as complaints about them, especially the "sick note". In view of this, the present text analyses the doctor's certificate, as a document pertaining to the doctors' practice, and which interests not only the patient but various sectors of society, especially the State. Doctor's certificates or declarations have wide legal repercussions and so only doctors recognized by the state are allowed to write these documents. Therefore this type of doctor's note is named here a "*doctor normative act*" or a "*doctor second grade act*". Starting then from the normative framework, which supports doctor's certificates and includes them in the category of *documents*, their essential elements were then identified and a very simple model was outlined. This model can be used as a guide for physicians when writing sick notes or other textual declarations required within a doctors' professional area of expertise, and can offer doctors more security by virtue of normative acts. Due to the broad spectrum covered by doctor's certificates involving whom they are addressed to and their specific aims, it is still taken into account the fact that the final format of a doctor's certificate can only be established at the actual interaction between doctor and patient, taking into consideration also the outline agreed upon by the State.

Key words: The doctor's certificate. The doctor's normative act. The document. The Code of Medical Ethics. The regulation of the medical practice.

Atestado médico: ato médico normativo

1. Introdução

São inúmeras as dúvidas, os problemas, as incertezas em torno de um documento que freqüentemente circula entre indivíduos, empresas, e seu emissor – o profissional médico. Trata-se do atestado médico. Parece haver uma grande insegurança por parte dos médicos na emissão do referido diploma, emitindo-os então muitas vezes de forma insatisfatória para pacientes ou empresas que dele necessitam, em decorrência das conseqüências que advém de seu conteúdo.

Nome do médico ilegível, impossibilidade de identificar o registro do médico no Conselho Regional de Medicina (CRM), falta de identificação adequada do paciente, são algumas das queixas mais comuns. Outra queixa comum é a recusa do médico, sob a alegação de sigilo médico, em registrar o CID (Código Internacional de Doenças), código que identifica o diagnóstico do paciente. Além do mais, da mesma forma que se vê médicos se negando a emitir atestados aos quais lhes compete – ou emitindo-os em formato inadequado –, se vê também médicos serem assediados para emitir atestados fora do âmbito de sua competência profissional; algumas vezes esse assédio é feito até mesmo por entes públicos desconhecedores da natureza do documento.

A identificação de que essa *simples declaração escrita* tem sido problema no exercício profissional médico cotidiano, algumas vezes levando a conflitos de maior monta, foi então o que motivou o presente texto. Trata-se, pois, de uma revisão do atestado médico enquanto documento inerente ao ato médico, para, a partir da identificação de seus elementos, propor modelo que possa prevenir os conflitos mais corriqueiros, e assim conferir maior segurança ao profissional médico na emissão do documento. Ou seja, tendo em vista os problemas mais freqüentemente atribuídos ao documento, o presente artigo visa, a partir da revisão dos fins a que se prestam e do arcabouço normativo que sustentação ao atestado médico, sugerir modelo genérico para o documento.

É preciso ter em mente que o atestado médico é um documento específico, elaborado por profissional médico habilitado em exercício da profissão, e que, em função de sua obrigatória autenticidade possui validade jurídica; e é justamente por possuir validade jurídica que cumpre uma determinada função e pode objetivar certos fins. Gera conseqüências tanto de interesse para o paciente quanto para a sociedade e para o Estado. O Estado por sua vez, através dos órgãos e institutos competentes lhe confere os contornos.

No vocabulário jurídico, o termo "atestação", do latim *attestatio*, "é o ato de afirmar ou testemunhar a existência de certo fato ou de certa obrigação"; a palavra "atestado" representa, portanto, "o documento em que se fez atestação, isto é, em que se afirma a veracidade de certo fato ou a existência de certa obrigação. É assim o seu instrumento"[1]. Perceba que *atestado* é o documento decorrente do ato, fato que estabelece uma das condições primeiras para que o médico emita o documento: que tenha havido o ato, ou seja, só pode o médico atestar aquilo que tenha constatado em atuação profissional e que se dá na interação devida com o paciente. Assim sendo, o médico está desautorizado a atestar aquilo que não viu, como também a atestar aquilo que extrapole o âmbito de sua competência profissional.

Nesse sentido, fica claro que algumas solicitações freqüentemente feitas ao profissional médico estão fora do espectro de sua competência, ou pelo menos fora do formato adequado. Como exemplo cite-se aqui o assédio feito a médicos para atestar acerca da impossibilidade que a família alega que teriam idosos de ir receber pessoalmente seus salários ou benefícios. Nestes casos cabe ao médico atestar apenas acerca de fato de sua competência, o que faz ao declarar que o paciente está sob os seus cuidados médicos, ou, se for o caso, atestando estar o paciente acamado, ou com dificuldade de deambular etc. Exclui-se, portanto desse rol qualquer afirmação fora de sua competência técnica que possa estar associada a essa impossibilidade; seja ela financeira, ou por conflitos familiares outros, acerca dos quais ao médico nada cabe afirmar. Da mesma forma, diga-se de outras demandas de ordem social onde ao médico não compete o julgamento. Se alguém faltou ao trabalho e queixa-se ao médico – que não o tenha consultado por ocasião de doença no dia em que faltou – que se não levar um atestado terá seu reduzido salário ainda mais diminuído, por mais comovente que seja tal relato, não é da alçada do profissional médico adentrar por uma via que lhe é totalmente desconhecida. Também não compete ao médico fazer atestado com afirmações que se encontrem em outra esfera de atuação do Estado. Por exemplo: ao médico compete atestar que um determinado paciente apresenta déficit de crescimento ou quadro de desnutrição, mas não lhe compete afirmar que o paciente deva receber leite tal, esse ou aquele benefício etc.; são decisões que competem a outras instâncias. Mesmo que obviamente o diagnóstico do médico seja importante para a decisão em questão, cabe ao médico ater-se àquela constatação possível dentro dos limites de sua competência profissional. A importância de mencionar esses exemplos se deve ao fato de que com a crescente transferência de programas de cunho político-social para as Unidades Básicas de Saúde, por vezes o profissional médico pouco atento ao seu âmbito de atuação e competência profissional, inadvertidamente se coloca como linha de frente para decisões que não lhe compete. Não é o caso aqui de esgotar a lista de possibilidades, mas de, com os exemplos dados, facilitar a compreensão dos limites do profissional médico naquilo que neste texto se denominou *ato médico normativo*.

Veja que os exemplos apresentados reportam justamente às funções e fins do atestado médico. O atestado médico, sendo um instrumento de comunicação formal escrita, tem como função registrar e comunicar evento médico relevante, relevância essa que gera conseqüências que interessam aos mais variados endereçados e com os mais diversos propósitos ou fins; daí a freqüente formulação "a quem interessar possa" ou "para os devidos fins", um indicativo do amplo espectro de endereçados, fato que não pode passar despercebido ao emissor do documento. Atente-se que essa comunicação formal escrita feita via atestado médico pode ter como fim desde a simples justificativa de falta de um dia a uma instituição de ensino, mas também pode se empenhar no abono de falta ao trabalho ou compromisso oficial, na obtenção de benefícios e aposentadorias, na solicitação de indenizações ou outros benefícios financeiros, na incriminação de terceiros, em livrar alguém de acusação de delito ou desobrigar de responsabilidade, entre outros. A lista de possibilidades é enorme, bastando aqui a compreensão da abrangência e diversidade dos possíveis endereçados e fins do atestado médico, ao saber que este pode objetivar de um afastamento do trabalho à perícia médica, entre várias outras possibilidades.

Nesse contexto, a emissão de um atestado médico pode ser entendida como sendo um ato médico normativo ou de segundo grau, o desdobramento de um ato médico primário, e que pode interessar a várias dimensões do Estado justamente por gerar conseqüências ou deveres intimamente relacionados com o diagnóstico médico ou a constatação formal de situações fixadas em lei: benefícios, aposentadorias, auxílio-doença, acidentes de trabalho, imputação e dimensionamento de pena ou livramento de obrigações e responsabilidades. Com todas essas vias a que se pode destinar, o atestado médico insere-se no âmbito classificatório dos *documentos*, fonte de onde se extrai os elementos que lhe confere o formato.

2. O atestado médico no âmbito dos documentos

O atestado médico é uma declaração que pertence à categoria dos documentos. O documento, do latim, *documentum*, consiste em um papel contendo texto que "indica a existência de um ato, de um fato ou de um negócio"[2]. Enquanto forma especial de escrito de incumbência exclusiva do profissional médico, para se constituir em instrumento autêntico precisa atender a certas formalidades legais. São essas formalidades legais que vão conferir ao atestado médico a qualidade de autêntico, ou seja, procedente.

A autenticidade ou validade do atestado refere-se não ao fato de que este não possa ser contestado ou contrariado, mas sim ao reconhecimento do mesmo enquanto documento procedente; leia-se: quanto à sua veracidade. O que não significa dizer que o atestado médico não possa vir a ser contestado ou contrariado, "desde que prova da mesma força ou de força superior os venha a contradizer"[3]. Ou seja, para que possa cumprir com as funções e atender aos fins em que se empenham, precisa atender a certas formalidades legais, mas o fato de atender a essas formalidades legais não é obrigatoriamente suficiente para que o atestado médico venha efetivamente alcançar os fins para os quais foram empenhados. Essa parece ser uma distinção pouco difundida. É por isso que pacientes e médicos se surpreendem quando por vezes não obtém os benefícios pleiteados, mesmo mediante atestados médicos incontestavelmente autênticos ou verdadeiros.

Repare então que para contradizer ao atestado médico, – considerando que se trate de documento válido, ou seja, verídico, e que atenda às formalidades legais, – é preciso força igual ou superior. É embasado em tal premissa que empresas contratam médicos, e que médicos de empresas podem, por exemplo, redimensionar o tempo de afastamento de trabalho para mais ou para menos, desde que ao atender posteriormente ao paciente atualizem com o exame médico a avaliação do estado deste. Não obstante essa possibilidade de atualização e redimensionamento do tempo de afastamento do trabalho ou outra conseqüência que possa daí advir, a máxima médica de zelar pelo paciente permanece igual tanto para o médico que venha a atender o paciente fora da empresa quanto para o médico a serviço da empresa. No que diz respeito a médico perito do INSS, os critérios avaliados e os parâmetros considerados adquirem malha mais complexa, não obstante o raciocínio clínico permanecer o mesmo. A principal diferença do médico perito será o foco da análise, uma vez que, diferentemente da atividade médica costumeira, o perito busca apenas a resposta quanto à concessão ou não do benefício pleiteado; ou seja, o diagnóstico ou estado clínico constatado passa a ser um dado importante, mas não suficiente para atender ao que é pleiteado.

Atestado médico: ato médico normativo

3. O atestado médico no arcabouço normativo

Em se tratando de documento que só procede de ato médico[4] e tem força exeqüível à obrigação que nele se fixou, incide sobre o atestado médico um arcabouço normativo requisitado a partir das situações que forja e dos endereçados definidos, em consonância com os propósitos em que esteja empenhado. A diversidade de seus fins e o amplo espectro de institutos que o documento evoca já se torna óbvia diante da simples menção de alguns tipos de atestados médicos, dentre os quais se incluem do atestado de óbito ao atestado admissional e demissional, ou ainda o atestado médico em que, com o registro do diagnóstico constatado, se estipula o período de afastamento do trabalho ou outras conseqüências, a depender do que tenha motivado sua solicitação.

Em linhas gerais e para os propósitos da presente abordagem, uma vez que aqui se busca apenas os elementos essenciais que formatem o atestado médico, interessa a título de conhecimento o disposto no Código Penal brasileiro, mas muito mais interessa o disposto no Código de Ética Médica, este último em vigor desde 13 de abril de 2010, após dois anos de revisão.

Sob o título de *falsidade do atestado médico*, o art. 302 do Código Penal dispõe que "dar o médico, no exercício de sua profissão, atestado falso" implica em pena de detenção de um mês a um ano, aplicando-se também multa "se o crime é cometido com o fim de lucro"[5]. Como já mencionado, o foco da atual abordagem não é, no entanto, o atestado médico falso ou àquele emitido sem que o médico sequer tenha praticado atos profissionais que o justifiquem, situação também prevista no novo Código de Ética Médica[6], onde se reafirma norma que de longa data tem sido norteadora de conduta médica[7]. Assim, o Código é tomado como norteador de conduta, mas também como fonte de elementos para a formatação do atestado médico.

O novo Código de Ética Médica[8], além de manifestar no art. 11 capítulo III que o atestado médico deve ser legível e com identificação, traz assertivas referentes ao sigilo médico, cujas implicações para a confecção de atestado que se destine à justificativa de falta ao trabalho de empregado assalariado são evidentes, considerando que enquanto as empresas tendem a querer exigir, sob a alegação de suas normas internas, que o médico externo à empresa especifique o registro do CID no corpo do atestado, o Capítulo IX do referido Código, ao dispor sobre o sigilo médico, afirma ser vedado ao médico:

Art. 73. Revelar fato de que tenha conhecimento em virtude do exercício de sua profissão, salvo por motivo justo, dever legal ou consentimento, por escrito, do paciente. Parágrafo único. Permanece essa proibição: a) mesmo que o fato seja de conhecimento público ou o paciente tenha falecido; b) quando de seu depoimento como testemunha. Nessa hipótese, o médico comparecerá perante a autoridade e declarará seu impedimento; c) na investigação de suspeita de crime, o médico estará impedido de revelar segredo que possa expor o paciente a processo penal.

Art. 74. Revelar sigilo profissional relacionado a paciente menor de idade, inclusive a seus pais ou representantes legais, desde que o menor tenha capacidade de discernimento, salvo quando a não revelação possa acarretar dano ao paciente.

Leidimar Pereira Murr

Página
5

Atente também que o novo Código faz menção explícita a dirigente de empresa ou de instituições, quando, ainda referente ao sigilo, veda ao médico:

> *Art. 76. Revelar informações confidenciais obtidas quando do exame médico de trabalhadores, inclusive por exigência dos dirigentes de empresas ou de instituições, salvo se o silêncio puser em risco a saúde dos empregados ou da comunidade.*

> *Art. 77. Prestar informações a empresas seguradoras sobre as circunstâncias da morte do paciente sob seus cuidados, além das contidas na declaração de óbito, salvo por expresso consentimento do seu representante legal.*

O Código reforça o imperativo do sigilo profissional quando no art. 79 do mesmo capítulo IX dispõe que ao médico é vedado *deixar de guardar o sigilo profissional na cobrança de honorários por meio judicial ou extrajudicial.*

Que não se perca de vista a esta altura que tais recomendações não partem da vontade autônoma do médico, mas como bem reforça o próprio Código em todo o seu texto, do zelo em atender ao desejo do paciente, desde que dentro do arsenal da atuação profissional. Nesse sentido, o art. 91 do Capítulo X é bem explícito quando postula ser vedado ao médico:

> *Art. 91. Deixar de atestar atos executados no exercício profissional, quando solicitado pelo paciente ou por seu representante legal.*

Entende-se que, resguardadas as especificidades de cada caso, o atestado médico é, em geral, um documento relativamente simples em sua formatação, emitido por profissional médico habilitado, previsto no escopo de atuação do profissional, e que, para cumprir com os fins e propósitos que causaram sua origem, gera desdobramentos que revelam sua interface com vários outros setores e institutos relevantes para a sociedade e para o Estado. Essas características vinculam o instituto do atestado médico a critérios legais que lhe conferem a qualidade de obrigação e não apenas de mera recomendação. A despeito dessa força exeqüível de obrigação, pode ser contradito por força igual ou superior, sem que tal contradição obrigatoriamente implique na negação de sua autenticidade.

Em face desses atributos, o atestado médico foi considerado aqui como pertencente à categoria dos *atos médicos normativos* ou de segundo grau. Dado os propósitos da abordagem, que interessa buscar elementos que norteiem o médico na emissão do documento, passa-se a listar os elementos que devem compor o atestado médico para, em seguida, sugerir então modelo genérico. O modelo sugerido poderá ser adotado ou adaptado a cada situação pelo próprio profissional. Importante é que, ao fazê-lo, o profissional deve estar ciente da abrangência e possíveis desdobramentos do seu ato.

4. O atestado médico pelos elementos que o compõem

Uma vez entendido como documento, e também compreendidos a função e o amplo espectro de fins ou propósitos em que pode ser empenhado, enumera-se os elementos que devem constar no corpo do atestado médico:

a) Identificação da instituição onde o paciente foi atendido. Uma vez que todo profissional médico habilitado tem um local de atendimento, independentemente se de natureza pública, privada ou outra, o nome da instituição ou local de atendimento deve constar no atestado, acompanhado do endereço completo.

b) Nome e identificação do paciente solicitante do documento. O nome deve ser completo, legível e seguido de documento de identificação pessoal, tipo RG ou CPF e, no caso de estrangeiro, número do passaporte.

c) Nome, identificação e assinatura do médico emissor do documento. O nome do médico deve ser legível, acompanhado de número de inscrição no CRM. Não é obrigatório constar o CPF do médico, pois através do número do registro no Conselho o profissional será facilmente identificado. É imprescindível a assinatura do médico, sem a qual o documento não tem validade.

d) Local e data da emissão do documento. A data de emissão do atestado e da consulta ou procedimento que o gerou tem que coincidir.

e) Texto que expressa o fato constatado e a conseqüência cabível. Por exemplo, o afastamento do trabalho ou outra conseqüência, seguida, se o caso couber, do tempo de vigência do atestado. Esse tempo de vigência deve estar em íntima relação com o tempo de duração da doença, da limitação funcional ou da necessidade de repouso etc., sempre guardando íntima relação com fato constatado.

f) O registro do diagnóstico codificado (CID) no corpo do documento. Este registro é feito apenas se solicitado pelo paciente ou seu representante legal.

g) Autorização do paciente para acrescentar o registro do diagnóstico codificado (CID) no corpo do documento, seguida de sua assinatura. Para os casos em que tenha sido solicitado pelo paciente ou seu representante legal.

5. O Atestado médico em modelo proposto

A partir do exposto apresenta-se como exemplo um modelo de atestado médico onde se teve o cuidado de incluir os elementos abordados no texto, e que o inserem na categoria de ato médico normativo.

Local do atendimento e endereço

ATESTADO MÉDICO

Atesto para os devidos fins que o Sr.(a)
_____*, RG/*
CPF_____, foi por mim atendido(a) no
referido dia e horário, necessitando de (__)____dias de
afastamento do trabalho (afastamento de instituição de
ensino) por motivo de doença, sendo portador de
_____*CID_____.*

(Assinatura do médico)
Médico (nome, CRM)
data, horário

Outrossim, o registro do diagnóstico codificado (CID) do
Sr.(a)_____, foi aqui inserido a pedido do
mesmo, cuja vontade expressa se confirma a seguir com
sua assinatura.
Sr.(a)_____
RG/CPF_____
_____

(assinatura)

---

6. Considerações finais

Considerando que é freqüente a queixa acerca de atestados médicos e que a maioria dessas queixas, tanto de pacientes como de médicos e de empresas, pelo menos no que diz respeito ao atestado médico rotineiro, esta relacionada a uma formatação inadequada do documento, buscou-se, por meio da compreensão da natureza do documento, definir os elementos que lhe conferem o formato.

Enquanto documento, o atestado médico tem a função de comunicar fato ou evento relevante do ponto de vista médico, o qual, – ao interessar ao mesmo tempo a vários setores da sociedade e, sobretudo, em função dos seus desdobramentos, ao Estado –, está inserido em um arcabouço normativo que lhe confere os contornos.

A partir dos fins em que se empenham e do arcabouço normativo que lhe dá sustentação, foi elaborado um dentre os vários possíveis modelo de atestado médico; um documento simples, mas que pode nortear a confecção de documentos pertinentes aos atos médicos normativos.

Atestado médico: ato médico normativo

É certo também que, em virtude da complexidade das situações que se apresentam no exercício profissional médico, o modelo aqui sugerido pretende abranger casos genéricos e mais comuns, não se sobrepondo ao imperativo de que somente ao médico na interação com seu paciente é que estabelecerá para o caso concreto o formato final do atestado médico, desde que contidos os elementos que lhe assegurem preceitos legais de veracidade e autenticidade, para os quais é imprescindível a devida identificação do emissor, do paciente, como também situar o ato no espaço e no tempo. Essas informações conferem o adequado contorno do registro formal e escrito de obrigação surgida em conseqüência da constatação de fato ou evento de âmbito médico. A inserção da doença ou do CID no corpo do documento, mesmo que presente no modelo aqui sugerido, entende-se que caberá ao médico, em atendimento à vontade do paciente, preenchê-lo ou não. Ao médico também cabe esclarecer o paciente acerca da controvérsia existente, instruindo-o para, uma vez que deseje o registro da doença no corpo do atestado, o faça mediante autorização expressa no próprio documento em questão.

7. Revisão bibliográfica, notas e comentários

[1] Silva DP. Vocabulário jurídico. 15ª ed. Rio de Janeiro: Forense, 1998, p. 92.
[2] Silva DP. Op.cit.1998. Documento, p. 287.
[3] Silva DP. Op.cit.1998. Documento, p. 287.
[4] Atente-se que o termo *ato médico* é utilizado aqui em sentido lato, significando toda e qualquer ação desempenhada pelo profissional médico. Portanto, não se restringe a procedimentos, mas inclui a consulta, o diagnóstico, inclusive a elaboração de documentos do tipo atestados ou declarações. Ao atestado médico, dado as obrigações que implicam, foram aqui nomeados *ato médico normativo* ou ato médico *de segundo grau* como sugere o título.
[5] BRASIL. Código Penal. Art. 302. [Online]. In: http://www.planalto.gov.br/ccivil_03/Decreto-Lei/Del2848compilado.htm. Acesso em 10/07/10.
[6] Conselho Federal de Medicina. Código de Ética Médica. Capítulo X. Documentos Médicos. Arts. 80 e 83. [Online]. In: http://www.portalmedico.org.br/novocodigo/integra_3.asp. Acesso em 11/07/10.
[7] Cf. art. 16 do Decreto 20.931, de 11 de janeiro de 1932 [Online]. In: http://www.jusbrasil.com.br/legislacao/116714/decreto-20931-32. Acesso em 11/07/10.
[8] Conselho Federal de Medicina. Código de Ética Médica. [Online]. In: http://www.portalmedico.org.br/novocodigo/integra_3.asp. Acesso em 10/07/10.